AF537876

HILDEGARD VON BINGEN

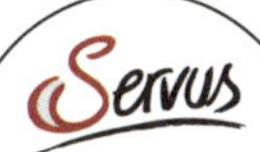

Das große kleine Buch

Gabriela Nedoma

HILDEGARD VON BINGEN

Inhalt

Einleitung

»Die ganze Natur sollte dem Menschen zur Verfügung stehen, auf dass er mit ihr wirke, weil ja der Mensch ohne sie weder leben noch bestehen kann.«
Hildegard von Bingen

Die Pflanzenheilkunde der Hildegard von Bingen (1098–1179) strahlt heute, über 900 Jahre nach ihrer Entstehung, nach wie vor eine große Faszination aus. Als Naturforscherin und Phytotherapeutin entwickelte sie ein eigenes Medizinsystem, das mit Ayurveda und TCM vergleichbar ist.

Der anhaltende Erfolg der Hildegard-Medizin bis in die heutige Zeit ist wohl durch die gut verträglichen Naturarzneien, die gesunden Nahrungsmittel, die einfachen Rezepturen und die wirksamen Lebensregeln zu erklären. Das Leitprinzip »Medizin ist Nahrung, Nahrung ist Medizin« bringt den Kern ihrer Lehre dabei auf den Punkt.

Auch für mich ist die Medizin Hildegards von Bingen eine meiner wichtigsten Inspirationsquellen. Als Expertin für Pflanzenheilkunde, Lehrende und Buchautorin ist die Naturheilkunde Hildegards Teil all meiner Bücher und Ausbildungen. Zudem widmete ich Hildegard und ihrer Medizin auch mein allererstes Seminar – einen Wintermedizin-Kurs über ihre aromatischen und wärmenden Naturarzneien. Jahre später entwickelte ich den Lehrgang »Heilkräuterpraktiker:in nach Hildegard von Bingen«, in dem ich bis heute mehrere Hundert Absolventinnen und Absolventen in der Hildegard-Phytotherapie ausbilden konnte.

Für dieses Buch habe ich eine kraftvolle Pflanzenapotheke im Jahreskreis mit einigen der besten und wirkungsvollsten Arzneien zusammengestellt. Die beschriebenen Arzneipflanzen sind aber mehr als »nur« Teile der Klosterheilkunde – ihre Wirkung ist auch durch die moderne Medizinforschung untermauert. So beschreibt Hildegard zum Beispiel die Melisse (*Melissa officinalis*) als eine Pflanze, die dem Menschen Fröhlichkeit und Lachen bringt, und aktuelle Studien bestätigen, dass Melisse ähnliche antidepressive Effekte wie moderne Psychopharmaka hat. Der Quitte (*Cydonia oblonga*) schreibt Hildegard eine entzündungshemmende Wirkung zu. Dies bestätigt auch die Wissenschaft mit aktuellen Forschungsergebnissen. Es ist erstaunlich, wie viele Gemeinsamkeiten in der Apotheke der heiligen

Hildegard und in Studienergebnissen der modernen Medizin zu finden sind!

Die Phytotherapie Hildegards wirkt und stärkt nachhaltig die Gesundheit. In diesem Sinne wünsche ich viel Freude beim Entdecken der Naturapotheke der heiligen Hildegard!

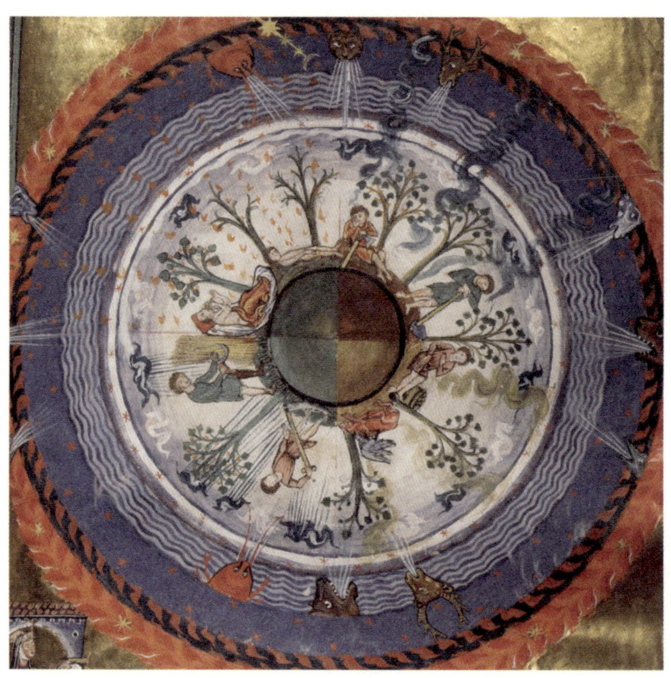

Das Geheimnis der Hildegard-Medizin

»Der Mensch spiegelt alle Wunder Gottes wider.«
Hildegard von Bingen

Was macht die besondere Wirkung der Hildegard-Medizin aus? Welche goldenen Prinzipien wendete Hildegard an? Und warum sind die universellen Hildegard-Lehren auch in unserer Zeit aktueller denn je?

In diesen fünf goldenen Prinzipien ist die Essenz der Hildegard-Medizin zu finden:

1. MEDIZIN IST NAHRUNG, NAHRUNG IST MEDIZIN

Hildegard verbindet Naturheilkunde und Gesundheitsküche und setzt neben Arzneipflanzen auch Früchte, Gemüse, Getreide und Gewürze als Therapeutika ein. Diese fließende Grenze zwischen Medizinprodukten und Nahrungsmitteln erklärt den großen Erfolg der Phytotherapie Hildegards in der modernen Zeit. Ihre Arzneimittel sind natürlich sowie einfach und sicher in der Anwendung. Die Hildegard-Medizin kann dadurch prophylaktisch zur Gesundheitsförderung und therapeutisch zur Begleitung von Erkrankungen angewendet werden.

2. DIE GRÜNE LEBENSKRAFT

Die Lebenskraft ist ein weiteres Geheimnis der Hildegard-Medizin. Wie ein magischer Wirkstoff fügt Hildegard ihren Arzneien Viriditas hinzu. Vom Lateinischen *viridis* (grün) abgeleitet, bezeichnet *Viriditas* Lebenskraft, Grünkraft, Fruchtbarkeit, Vitalität und Gesundheit. Alles, was sprießt, grünt, wächst, blüht oder fruchtet, konzentriert *Viriditas* in sich. Hildegard nutzt diese besondere Lebenskraft als Wirkstoff in ihren Arzneien in Form von frischen, jungen und sonnengereiften Pflanzen.

3. FEUERKRAFT ALS MEDIZIN

Nach Hildegard lebt der Mensch im Rhythmus der Jahreszeiten. Im Winter stärkt sie den Organismus mit sonnigen und wärmenden Arzneien wie Zimt, Galgant oder Kurkuma, im Frühling aktiviert sie die Zellen mit der Lebenskraft der Knospen und des jungen Grüns. Der Jahreskreis ist daher ein wichtiges Konzept, um Vitalität zu gewinnen und die Gesundheit nachhaltig zu stärken. Eine besonders wichtige Rolle in der Hildegard-Medizin spielt die Kraft des Feuers, die sich in verschiedenen Aspekten der Natur wie Sonne, Sommer, warme Nahrung oder feurigen Gewürzen wie Ingwer oder Galgant widerspiegelt.

4. DIE KRAFT DER MITTE

Discretio ist ein weiteres Geheimnis der Hildegard-Medizin. Sie beschreibt die Lehre der Mitte und der Zentrierung, eine innere Waage, um Extreme auszubalancieren und Gesundheit zu erlangen. Wie Tag und Nacht aufeinander folgen, so soll auch der Mensch die Rhythmen der Natur leben, so Hildegard. Was zu viel oder zu wenig ist, soll ausbalanciert werden – Bewegung und Ruhe, Genuss und Askese, Körper und Psyche, Spiritualität und Lebensdurst sollen im Alltag möglichst ausgewogen sein. Mit der Selbstregulation durch *Discretio* bringt Hildegard den Menschen in seine Mitte und schützt damit nachhaltig seine Gesundheit.

5. FREUDE AM LEBEN

Das Gute im Leben zu sehen, dankbar für die Fülle des Lebens zu sein und die Kraft der Natur respektvoll zu nutzen, sind zentrale Konzepte der Hildegard-Medizin. Diese lebensbejahende und freudige Spiritualität ist in unserer modernen Zeit aktueller denn je. Der Mensch lebt in Fülle und kann diese durch ein positives und optimistisches Leben erkennen und vermehren. »Die Lebensfreude vernichtet alles Böse und macht frei von aller Angst« – mit der Lebensfreude hat der Mensch einen goldenen Schlüssel, um ein freudiges und gesundes Leben zu führen.

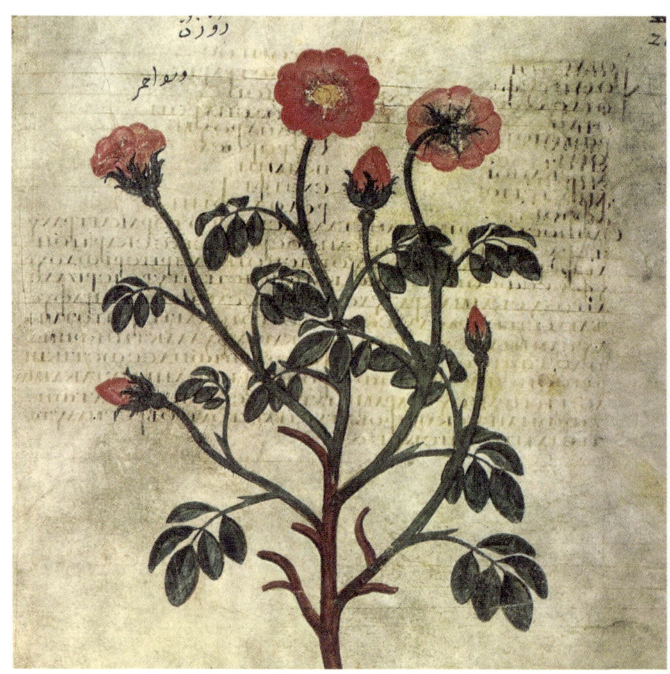

Leben und Werk der heiligen Hildegard

»Der Mensch, der Gutes wirkt, gleicht einem Obstgarten, der von den Früchten guter Werke voll ist.«
Hildegard von Bingen

NATURFORSCHERIN & HEILIGE

Leben und Werk der heiligen Hildegard sind so herausragend, dass sie als erste »universelle Frau« (*femina universalis*) der westlichen Kultur betrachtet wird. Ihr Wirken als visionäre Nonne, Äbtissin und Naturheilkundige ist gut bekannt: Bis zum Ende ihres Lebens übt sie über ein Dutzend Berufe und Berufungen aus und hinterlässt übermenschlich große Spuren. Hildegard ist Theologin, Mystikerin, Predigerin, aber auch Diplomatin, Naturforscherin, Ärztin, Psychologin, Sexualmedizinerin, Ernährungswissenschaftlerin, ganzheitliche Heilerin, Umweltschützerin, Künstlerin, Dichterin und Schriftstellerin.

Wer also war diese Frau, die als Prophetin (*Prophetissa teutonica*) mit Päpsten und Kaisern auf Augenhöhe sprach?

GEBURT & LICHT GOTTES

Das spirituelle Leben Hildegards war schon bei ihrer Geburt vorherbestimmt. 1098 in Bermersheim in eine adelige Familie hineingeboren, ist Hildegard das zehnte Kind des wohlhabenden Edelfreien Hildebert von Bermersheim und seiner Frau Mechtild von Merxheim. Gemäß des damaligen Religionsverständnisses gehörte das zehnte Kind als »menschliche Abgabe« Gott und der Kirche.

Hildegard ist ein besonderes Kind, das von Anbeginn Dinge wahrnimmt, die anderen verborgen bleiben. Mit drei Jahren blickt sie in ein Licht, das sie »innerlich erzittern« lässt, darüber schreibt sie in ihren Lebenserinnerungen »Weil ich aber noch so ein kleines Kind war, konnte ich nicht darüber sprechen [...] und manchmal erzählte ich es einfach. Aber jene, die es hörten, wunderten sich sehr darüber [...] daraufhin schwieg ich über das, was ich schaute, so gut ich konnte.«

KLOSTERLEBEN & BENEDIKTINERNONNE

Im Alter von acht Jahren bringen die Eltern Hildegard ins Kloster am Disibodenberg (nahe Bad Kreuznach). Dort wird

Hildegard in die Obhut einer jungen Frau, der 16-jährigen Jutta von Sponheim, gegeben. Jutta prägt ihre Entwicklung und ist ihr von nun an Lebensgefährtin, Freundin, Familie, Lehrerin, Vertraute und Förderin. Neben Jutta prägt die Entwicklung Hildegards auch der Probst Volmar, der sie als Lehrer und späterer Sekretär bis zu seinem Tod begleiten wird.

Mit 15 Jahren legt Hildegard die Ordensgelübde ab und wird Benediktinernonne. Bis 1136 spielt sich ihr Leben hinter Klostermauern ab. Neben ihrer theologischen Erziehung genießt sie eine umfassende Ausbildung, die das Fundament ihres späteren Wirkens legt. Sie lernt Latein, Musik, Dichtung, Naturwissenschaften und Philosophie. Sie bekommt zudem Zugang zu Büchern – im Mittelalter ein kostspieliges Privileg, waren die Handschriften auf Pergament damals doch so wertvoll wie ein Haus.

MAGISTRA & REFORMATORIN

1136 nimmt das Leben Hildegards eine neue Wendung. Jutta stirbt und Hildegard wird von der Gemeinschaft der Klosterschwestern zur Vorsteherin (Magistra) gewählt. Nach ihrer Wahl vertritt sie eine lebensbejahende Führung des Konvents. Sie reformiert die asketischen Regeln, reduziert die Gebets- und Gottesdienstzeiten und erweitert den

Speiseplan. Ihre zum Teil revolutionären Ansichten sind von Spannungen mit dem der Gemeinschaft vorstehenden Abt Kuno von Disibodenberg überschattet, der sich gegen die Neuerungen der Magistra auflehnt.

VISIONEN & SCHÖPFUNGSGEHEIMNISSE

Inmitten ihrer Aufgaben als Magistra der Schwesterngemeinschaft hat Hildegard 1141 eine Vision, die ihr Leben verändert, wie sie selbst schreibt: »Als ich zweiundvierzig Jahre und sieben Monate alt war, kam ein feuriges Licht mit Blitzesleuchten vom offenen Himmel hernieder. Nun erschloss sich mir plötzlich der Sinn der Schriften, des Psalters, des Evangeliums und der übrigen katholischen Bücher.« Sie hört eine Stimme, die ihr sagt: »Tu kund die Wunder, die du erfährst. Schreibe sie auf und sprich.«

Diese göttliche Kraft bezeichnet Hildegard als »Schatten des lebendigen Lichts«, doch sie zögert zunächst und hinterfragt den Ursprung ihrer Vision. Sie sucht Rat beim Benediktinermönch und Mystiker Bernhard de Clairvaux, der sie bestärkt, »mit der ganzen Liebeskraft der Demut und Hingabe der Gnade Gottes zu entsprechen«. Hildegard nimmt ihre Gabe schließlich an und widmet von nun an ihr ganzes Leben dem Streben, das Mysterium Gottes zu ergründen und ihre Visionen in ihren Werken zu dokumentieren.

Das schriftstellerische Œuvre Hildegards von Bingen ist umfangreich und breit gefächert. Sie verfasste drei theologische Werke, ein heute in zwei Büchern überliefertes medizinisches Werk sowie ein großes kompositorisches Werk. Ebenso sind 300 Briefe und eine geheime Sprache, die sie geschaffen hat, zu erwähnen.

PROPHETIN GOTTES & KLOSTERGRÜNDERIN

Ihr Ruf eilt ihr bis in die höchste Kirchenhierarchie voraus und so autorisiert Papst Eugen III. ihre visionäre Gabe nach eingehender Prüfung im Rahmen der europäischen Bischofssynode 1148 in Trier.

Nun kann sich Hildegard aus der Vormundschaft der Mönche von Disibodenberg befreien und ihr eigenes Kloster gründen. In nur drei Jahren (1147–1150) errichtet sie das Kloster Rupertsberg auf einer Anhöhe am Rhein. Angezogen vom Charisma Hildegards steigt die Anzahl an Klosterschwestern kontinuierlich, wodurch 1165 in Eibingen eine Dependance für Frauen aus allen sozialen Schichten entsteht.

PREDIGERIN & HEILIGE

Zwischen 1158 bis 1171 unternimmt Hildegard, nun schon in fortgeschrittenem Alter, vier lange Predigtreisen, die sich über Köln, Bamberg, Heidelberg, Stuttgart und Werden über einen Radius von 1000 Kilometern erstrecken. In ihren Predigten lehrt Hildegard nicht nur ihre Visionen, sondern kritisiert auch die Selbstherrlichkeit der Kirchenvertreter und setzt sich für eine Reformierung der Kirche ein.

Am 17. September 1179 stirbt Hildegard von Bingen im 82. Lebensjahr. Ihr Sekretär und Vertrauter, der Mönch Wiberg von Gembloux, schreibt: »Sie wurde einige Zeit von einer Krankheit heimgesucht und ging in ihrem zweiundachtzigsten Lebensjahr am 17. September in einem seligen Sterben hinüber zu ihrem himmlischen Bräutigam.«

Selbst nach ihrem Tod werden Hildegard noch Wunder nachgesagt: Lichter erscheinen am Himmel, aus ihrem Grab strömen wohlriechende Düfte und das Wunder der Heilung wird Menschen zuteil.

Die Reliquien Hildegards sind heute in der Pfarrkirche Eibingen aufbewahrt. Obwohl sie bereits zu ihren Lebzeiten den Status einer Heiligen erreichte, sollte noch viel Zeit bis zu ihrer Heiligsprechung vergehen. Hildegard von Bingen wird erst am 7. Oktober 2012 durch Papst Benedikt XVI. heiliggesprochen und zur »Kirchenlehrerin« (*Doctor Ecclesiae universalis*) erhoben.

Die Werke der heiligen Hildegard

SCIVIAS

Ihr erstes theologisch-philosophisches Werk *Scivias* (Wisse die Wege) entstand zwischen 1141 und 1151. Das Buch dokumentiert die Visionen Hildegards und befasst sich eingehend mit der Beziehung zwischen Mensch und Gott.

LIBER VITAE MERITORUM

Liber vitae meritorum (Das Buch der Lebensverdienste) entstand zwischen 1158 und 1161 und gilt als psychotherapeutisches Werk. Darin beschreibt Hildegard die Tugenden und Laster des Menschen. Wie in einem Dramenspiel lässt sie das Gute und das Böse gegeneinander antreten und beschreibt zudem 35 Qualitäts- und Lasterpaare. Für ein glückliches und gesundes Leben muss sich der Mensch aufs Neue für die Kraft und Weisheit der Tugenden entscheiden und die Meisterschaft über seine Schattenseiten erlangen.

LIBER DIVINORUM OPERUM

Das dritte theologisch-philosophische Werk trägt den Titel *Liber divinorum operum* (Das Buch der göttlichen Werke, 1163–1173). Diese spirituell-philosophische Kosmologie behandelt Hildegards Visionen über die Gefüge des Weltalls, blickt tief ins Auge der Schöpfung und zeigt die Kausalität zwischen Mensch, Sonne, Erde und Himmelskörpern. Der rote Faden des Werkes ist die allumfassende Kraft Gottes.

DIE NATURMEDIZIN HILDEGARDS

Die beiden medizinischen Werke Hildegards – *Liber simplicis medicinae* (*Physica*) und *Liber compositae medicinae* (*Causae et curae*) – entstanden zwischen 1150 und 1158.

Physica ist das wichtigste medizinische Werk und die Grundlage der modernen Hildegard-Medizin. Es besteht aus neun Kapiteln (»Büchern«), die nach dem Vorbild der Naturenzyklopädien der Zeit gegliedert sind.

Im ersten Kapitel (*de plantis*) werden 230 Pflanzen beschrieben, im dritten Kapitel (*de arboribus*) 70 Baum- und Straucharten. Die Pflanzenporträts sind medizinisch besonders relevant, beschrieben werden Wirkung, therapeutische Indikationen und die Herstellung von Arzneimitteln. Insgesamt dokumentiert Hildegard etwa 2000 pflanzliche

Arzneimittel aus Kräutern, Bäumen, Sträuchern, Gewürzen, Samen oder Früchten und deckt mit diesem breiten Spektrum praktisch alle Erkrankungen ab. Darüber hinaus beschreibt *Physica* alle Naturreiche mit ihren Heilqualitäten – Tiere, Elemente, Heilsteine und Metalle.

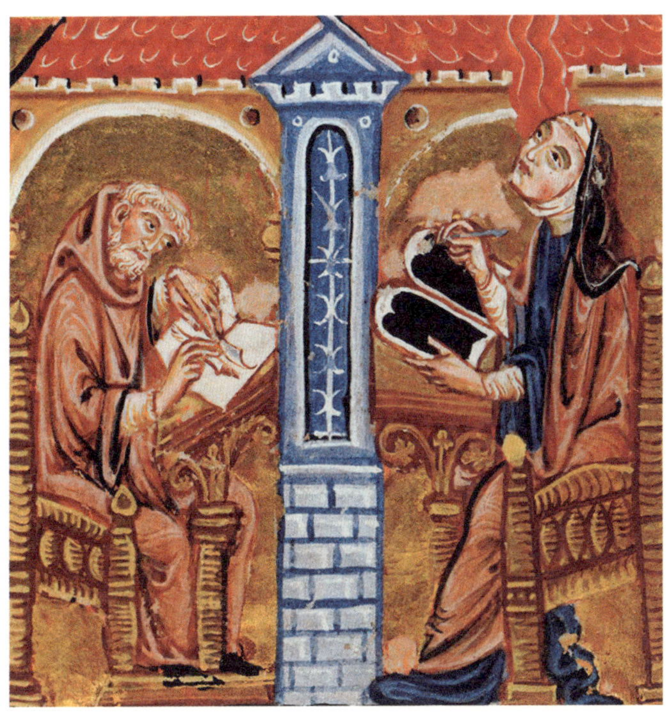

Auch in *Causae et curae* (Ursache und Behandlung von Erkrankungen) beschreibt Hildegard Naturtherapeutika, im Fokus des Werkes stehen vor allem die Entstehung des Menschen, seine Physiologie, sein Stoffwechsel sowie die Zusammenhänge zwischen Gesundheit und Krankheit.

KLANGMEDIZIN

Musik und Klang sind für Hildegard göttliche Nahrung. Sie schreibt: »In der Musik hat Gott den Menschen die Erinnerung an das verlorene Paradies hinterlassen.« Ihr musikalisches Vermächtnis entstand ebenfalls visionär und umfasst 77 Gesänge sowie das mystische Klangspiel *Ordo Virtutum* (auch *Symphonia armonie celestium revelationum* = Symphonie der Harmonie der himmlischen Erscheinungen). Der menschlichen Seele ordnet Hildegard eine symphonische Qualität zu, sie sieht darin einen zu Fleisch gewordenen göttlichen Klang.

Darüber hinaus wirkt Hildegard auch als Künstlerin, Dichterin sowie als Dramaturgin und hat eine geheimnisvolle Schriftsprache, die *lingua ignota*, entwickelt.

Naturapotheke im Jahreskreis

NATURPRODUKTE FÜR DIE HILDEGARD-MEDIZIN

Für die Herstellung von Produkten der Hildegard-Medizin empfehlenswert sind:

- naturbelassene und biologische Naturprodukte und Heilpflanzen
- biologische Produkte
- selbst gesammelte oder selbst angebaute Nahrungsmittel
- ursprüngliche Pflanzen (Ur-Korn, alte Obstsorten usw.)
- gute Gedanken, Dankbarkeit und Respekt für die Natur

BEZUGSQUELLEN FÜR HEILPFLANZEN UND NAHRUNGSMITTEL FÜR DIE HILDEGARD-APOTHEKE

Bio-Läden • Bauernvermarktung
Fair-Trade-Läden • Selbstsammlung
Selbstanbau • Apotheke

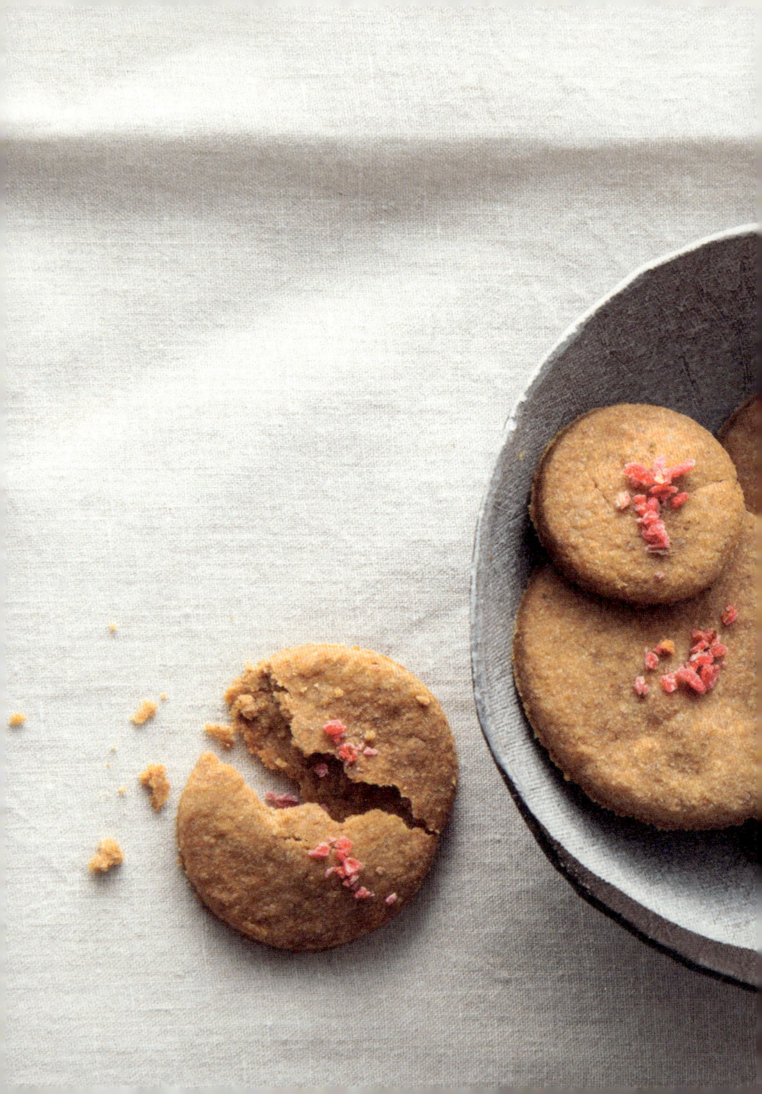

Naturapotheke zum Selbermachen

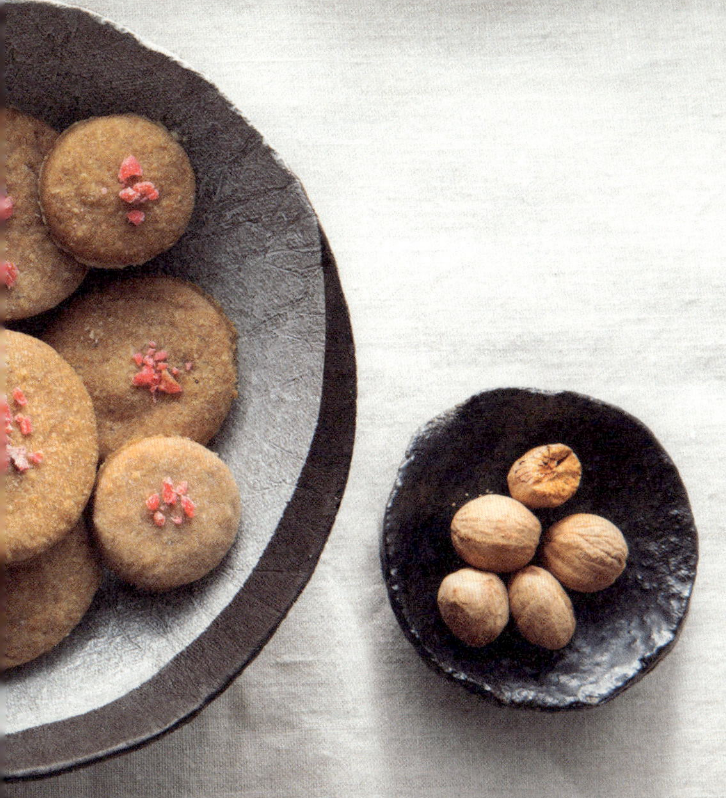

Muskatnuss
(Myristica fragrans)

HILDEGARD ÜBER MUSKATNUSS

»Nimm Muskatnuss und ebensoviel Zimt und etwas Nelken, zerstoße das und mache mit diesem Pulver und mit Semmelmehl und etwas Wasser Küchlein und iss diese häufig: Es beruhigt jede Bitterkeit deines Herzens und Gemüts, öffnet dein Herz und deine abgestumpften Sinne und macht deinen Verstand froh. Es reinigt deine Sinne, vermindert alle schädlichen Säfte in dir, verschafft deinem Blut guten Saft und macht dich stark.«

MUSKATNUSS IN DER HILDEGARD-MEDIZIN

Hildegard beschreibt die Muskatnuss als ein stimmungsaufhellendes Gewürz: Wenn der Mensch Muskatnuss isst, öffnet diese sein Herz, reinigt seine Sinne und bringt ihm eine gute Stimmung.

DIE MEDIZINFORSCHUNG ÜBER MUSKATNUSS

Aktuelle Studien bestätigen die Beschreibung Hildegards und attestieren der Muskatnuss antidepressive, stimmungsaufhellende, angstlösende und schlaffördernde Effekte.

Glückskekse intensiv

Die Nervenkekse gehören zu den bekanntesten Naturarzneien der Hildegard-Apotheke. In Kombination sind die Gewürze Muskat, Zimt und Gewürznelken nicht nur wohlschmeckend, sondern verbessern auch die Stimmung, erwärmen den Magen und geben Kraft.

ZUTATEN

150 g Butter
250 g Dinkelvollkornmehl
50 g Honig
1 TL Muskatnuss, fein gemahlen
2 TL Zimt, fein gemahlen
1/2 TL Gewürznelken
1 Ei

ZUBEREITUNG

Butter erwärmen, bis eine weiche Konsistenz erreicht ist. Alle Zutaten verkneten, bis ein glatter Teig entsteht. Falls notwendig, etwas Wasser zugeben. Teig zudecken und 1 Stunde im Kühlschrank ruhen lassen. Ofen auf 150 °C Umluft oder 170 °C Ober-/Unterhitze vorheizen. Den Keksteig auf einer bemehlten Fläche ausrollen und Kekse ausstechen. Die Glückskekse auf einem mit Backpapier ausgelegten Blech ca. 15 Minuten backen. Kekse auskühlen lassen und in einer Dose luftdicht aufbewahren.

ANWENDUNG

Als Nerventonikum 3 Glückskekse pro Tag essen.

Edelkastanie
(Castanea sativa)

HILDEGARD ÜBER EDELKASTANIEN

»Auch wer an der Leber Beschwerden hat, soll diese Kerne vorsichtig zerstoßen und sie so zerrieben in Honig einlegen und oft mit diesem Honig essen, und seine Leber wird geheilt werden, denn ihre Wärme, vermischt mit der Wärme des Honigs, mildert die Kälte, durch die die Leber geschwächt wird.«

EDELKASTANIE IN DER HILDEGARD-MEDIZIN

Die Edelkastanie verfügt nach Hildegard über eine sehr große Kraft und hat kaum Nebenwirkungen. Therapeutisch wird die Edelkastanie bei Leber-, Magen- oder Darmbeschwerden, Kopfschmerzen, Depressionen und Herzerkrankungen angewendet.

DIE MEDIZINFORSCHUNG ÜBER EDELKASTANIEN

Extrakte aus Edelkastanie wirken antioxidativ, entzündungshemmend, tonisierend und zeigen in Studien positive Effekte auf die Gesundheit von Leber und Darm.

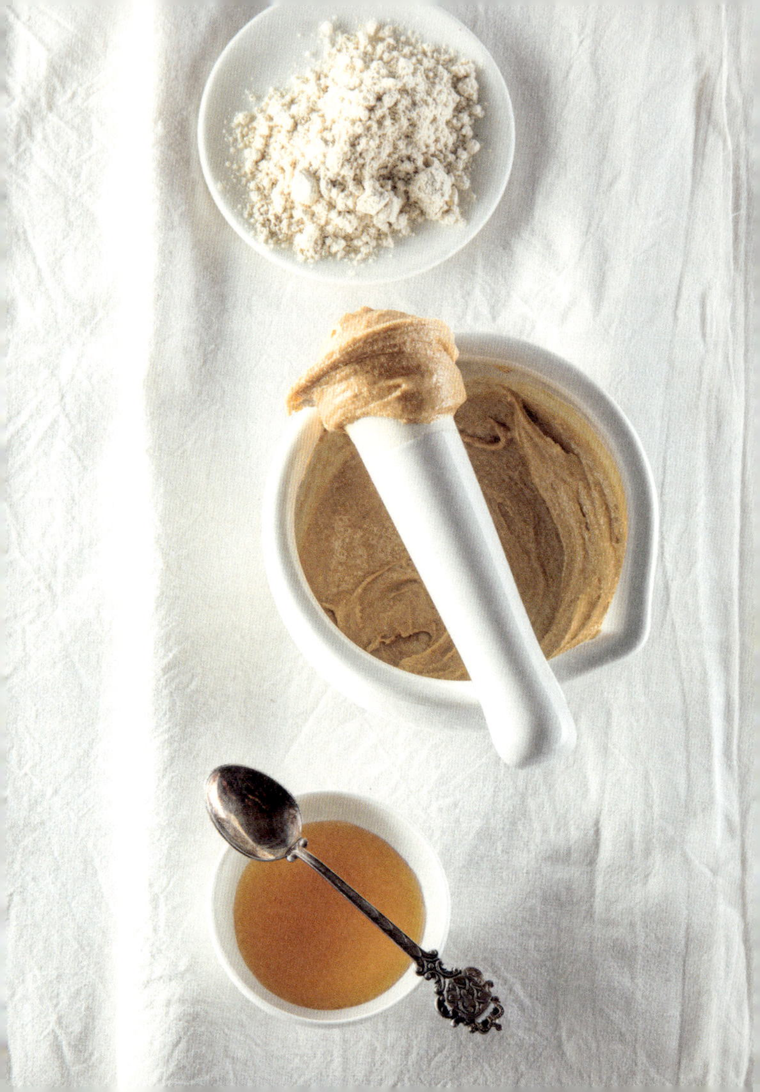

Lebertonikum mit Edelkastanien

Dieser Edelkastanienhonig fördert die Regeneration der Leber, wirkt entgiftend, erwärmend und krampflösend für den Verdauungstrakt. Aufgrund des angenehmen Geschmacks kann das Lebertonikum auch Kindern verabreicht werden.

ZUTATEN

100 g Edelkastanienmehl
100 g Honig

ZUBEREITUNG

Edelkastanienmehl und Honig in ein Gefäß füllen. Rühren oder mixen, bis eine cremige Konsistenz entsteht. Den Edelkastanienhonig in Gläschen füllen.

Haltbarkeit: 1 Jahr, kühl und dunkel lagern

ANWENDUNG

Als Lebertonikum täglich 1–2 TL einnehmen.

Melisse
(Melissa officinalis)

HILDEGARD ÜBER MELISSE

»Melisse ist warm, und der Mensch, der sie isst, lacht gern, da ihre Wärme seine Milz berührt und das Herz dadurch erfreut wird.«

MELISSE IN DER HILDEGARD-MEDIZIN

Die Melisse ist eine besonders kraftvolle Pflanze der Hildegard-Medizin, die die Lebenskraft (*Viriditas*) fördert. Sie stärkt das Herz, wirkt antidepressiv, tonisiert die Nerven und klärt die Augen.

DIE MEDIZINFORSCHUNG ÜBER MELISSE

Die Melisse erreichte in einer aktuellen Studie die gleichen Effekte wie ein modernes Antidepressivum (Fluoxetin). In einer 8-wöchigen Studie reduzierte Melisse signifikant Beschwerden wie Depressionen, Angstzustände, Stress und Schlafstörungen bei Patienten mit chronischer Angina. Darüber hinaus ist Melisse ein Adaptogen (erhöht die Resilienz des Organismus) und wirkt harmonisierend (beruhigend bei Stress, anregend bei Depressionen).

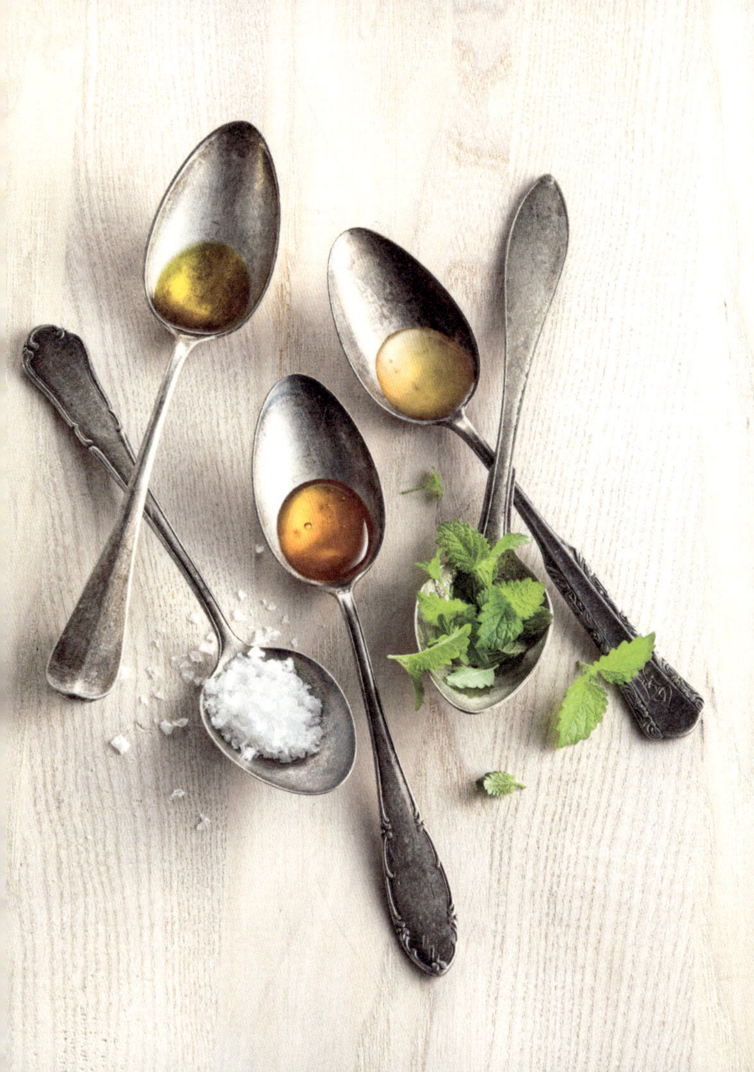

Oxymel-Tonikum mit Melisse

Dieses Konzentrat aus Melisse tonisiert die Nerven, fördert die Regeneration bei Stress, unterstützt den Schlaf, kann Symptome von Burnout, Angst und Anspannungszuständen reduzieren.

ZUTATEN

100 g Melisse, frisch (Blätter & Triebspitzen)
300 g Honig, hell
100 g Apfelessig
1 Prise Natursalz
1 EL Leinöl

ZUBEREITUNG

Alle Zutaten im Blender mixen. Ansatz in eine Flasche füllen und 3 Tage ziehen lassen. Das Oxymel-Tonikum filtrieren, Rückstand gut auspressen. Oxymel in Flaschen füllen.

Haltbarkeit: 1 Jahr, kühl und dunkel lagern

ANWENDUNG

Als Nerventonikum täglich 50 ml mit Tee oder Wasser warm oder kalt einnehmen.

Rose (Rosa)

HILDEGARD ÜBER ROSEN

»Wenn nun jemand von der Gicht gequält wird, soll er Rosen in dieses Öl einlegen, und wo am Körper ihn die Gicht quält, dort soll er sich einreiben, und es wird ihm besser gehen.«

ROSE IN DER HILDEGARD-MEDIZIN

In der Hildegard-Apotheke wird die Rose sowohl als Einzelmittel als auch in Kombination mit Pflanzen wie Veilchen, Fenchel oder Salbei (siehe nächste Beschreibung) verwendet. Hildegard schreibt der Rose tonisierende Effekte zu und setzt sie therapeutisch ein bei degenerativen Erkrankungen wie Gicht, Magen-Darm-Beschwerden und muskulärer Schwäche.

DIE MEDIZINFORSCHUNG ÜBER ROSEN

In der Medizinforschung sind die therapeutischen Effekte der Rose bei Entzündungen, Schmerzen, Wunden, Ekzemen, Depression, Magenbeschwerden und Fieber wissenschaftlich nachgewiesen.

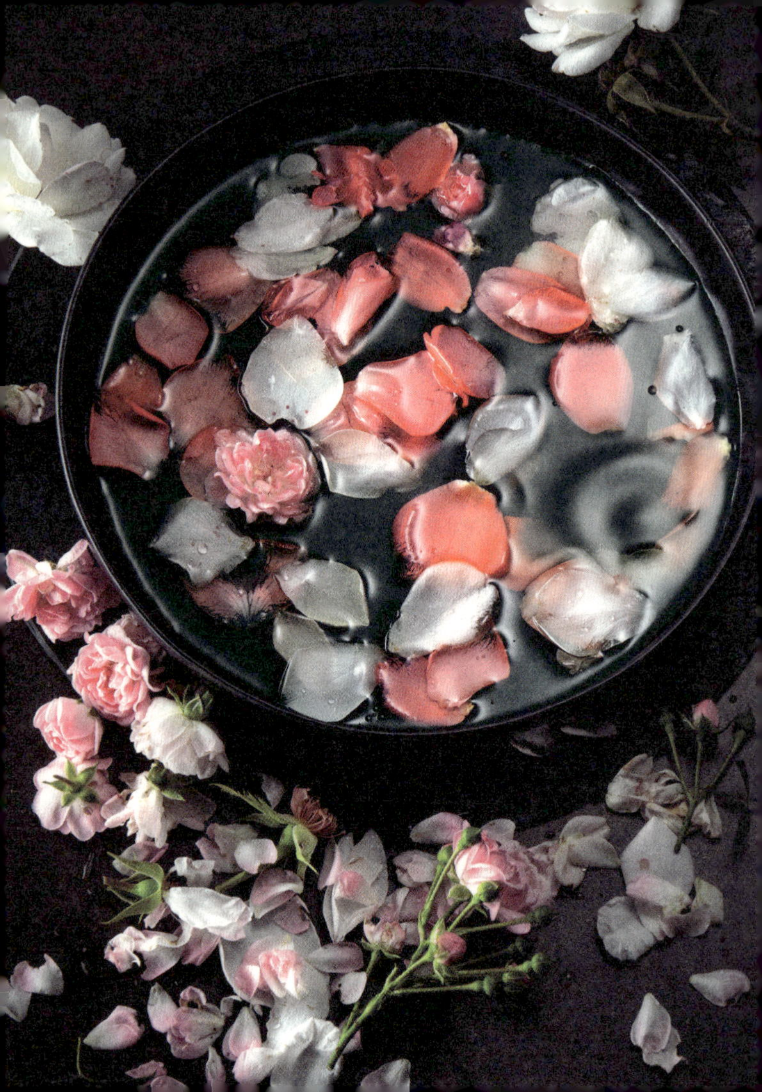

Rosenöl

Das Rosenöl beschreibt Hildegard als Mittel gegen Gicht, eine Erkrankung, die mit Entzündungen, Schwellungen und Schmerzen einhergeht. Das Rosenöl Hildegards hat zudem hautregenerative, entzündungshemmende und wundheilende Eigenschaften.

ZUTATEN

20 g Rosenblüten, frisch, duftend
200 ml Olivenöl (aus grünen Oliven)
20 g Quellwasser

ZUBEREITUNG

Alle Zutaten im Blender mixen und in ein hitzebeständiges Gefäß füllen. Ansatz zum Kochen bringen und 5 Minuten kochen. Herd abdrehen, Gefäß zudecken und über Nacht ziehen lassen. Am nächsten Tag das Rosenöl weitere 3 Minuten kochen. Das Rosenöl filtrieren und in eine Flasche füllen. Für die Anwendung das Rosenöl in eine Sprühflasche aus Glas füllen.

Haltbarkeit: 1 Jahr

ANWENDUNG

Bei Entzündungen, Schmerzen, Schwellungen und Ekzemen das Rosenöl auf die betroffenen Stellen sprühen und sanft einmassieren. Die Prozedur mehrmals täglich wiederholen.

Salbei & Rose
(Salvia & Rosa)

HILDEGARD ÜBER SALBEI & ROSE

»Wer in seinem Zorn ungestüm ist, nehme Rose und weniger Salbei, zerreibe sie zu Pulver und halte sie in dem Augenblick, wenn der Zorn in ihm hochsteigt, wegen des guten Dufts an seine Nase, denn die Rose macht fröhlich und Salbei tröstet.«

SALBEI & ROSE IN DER HILDEGARD-MEDIZIN

Salbei wird in der Hildegard-Medizin oft therapeutisch bei Entzündungen, Fieber, Wunden, Mundgeruch, Stress und Husten eingesetzt. Der Rose schreibt Hildegard neuromodulierende, beruhigende und stimmungsaufhellende Effekte zu.

DIE MEDIZINFORSCHUNG ÜBER SALBEI & ROSE

Als Arzneipflanzen sind Salbei und Rose in der modernen Phytotherapie gut erforscht. In wissenschaftlichen Studien zeigen Extrakte aus Salbei und Rose positive Effekte bei Stress, Burnout und Depressionen. Diese Ergebnisse bestätigen die beruhigenden Effekte der zwei Pflanzen in der Hildegard-Medizin.

Anti-Stress-Pulver mit Salbei & Rose

Dieses Anti-Stress-Pulver wirkt entspannend und stimmungsaufhellend bei Stress, Aggression, Wut, Angst, Nervosität, Schlafstörungen und milden Depressionen. Aufgrund seiner sehr guten Verträglichkeit ist das Pulver für Kinder und Erwachsene geeignet.

ZUTATEN

20 g Salbei, getrocknet
30 g Rosenblüten, duftend, getrocknet

ZUBEREITUNG

Salbei und Rose im Blender pulverisieren. Das Pulver in eine Phiole füllen und verschließen.

Haltbarkeit: 1 Jahr

ANWENDUNG

Bei Anspannung mehrmals täglich den Duft des Rosen-Salbei-Pulvers einatmen. Um die Wirkung zu intensivieren, eine Prise des Pulvers auf die Zunge geben, gut einspeicheln, kauen und schlucken.

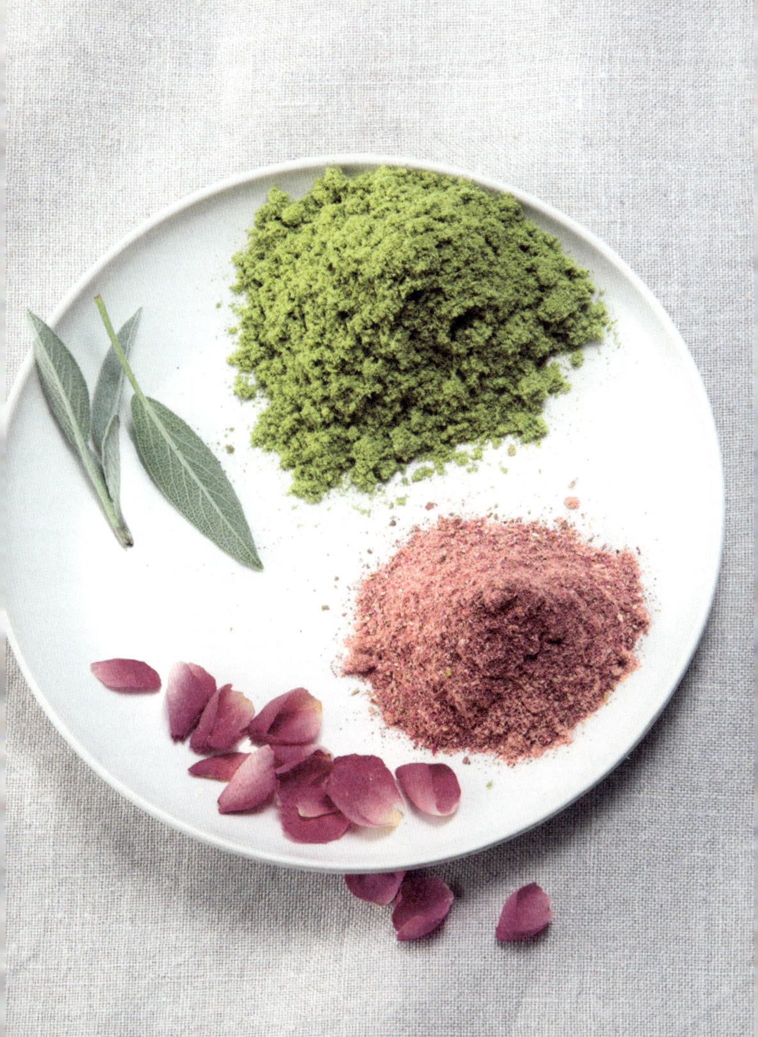

Wermut
(Artemisia absinthum)

HILDEGARD ÜBER WERMUT

»Wermut ist sehr heiß und sehr wirkungsstark und meistert am besten alle Erschöpfungszustände. [...] Wenn der Wermut frisch ist, zerreibe ihn und drück seinen Saft durch ein Tuch aus. Koch dann Wein mit Honig und gieß diesen Saft in den Wein, so dass sich besagter Saft gegenüber Wein und Honig geschmacklich durchsetzt, und trink das von Mai bis Oktober alle drei Tage nüchtern [und] kalt: Es unterdrückt den Nierenschmerz und die Melancholie in dir, klärt deine Augen, stärkt das Herz, lässt nicht zu, dass die Lunge geschwächt wird, erwärmt den Magen, reinigt die Eingeweide und macht eine gute Verdauung.«

WERMUT IN DER HILDEGARD-MEDIZIN

Wermut gehört zu den wichtigsten Hildegard-Pflanzen und besitzt eine starke tonisierende Kraft, die Hildegard als »Feuerqualität« bezeichnet. Die Pflanze wirkt entgiftend, entzündungshemmend, verdauungsfördernd, schmerzlindernd und tonisierend bei akuten und chronischen Beschwerden.

DIE MEDIZINFORSCHUNG ÜBER WERMUT

Als Arzneipflanze mit einer anerkannten therapeutischen Wirkung zeigt Wermut positive Effekte bei der Behandlung von Fieber, Entzündungen, Epilepsie wie auch bei Erkrankungen des Verdauungstraktes.

KONTRAINDIKATION

Präparate mit Wermut dürfen nicht in der Schwangerschaft angewendet werden.

Bitterkraft-Tonikum mit Wermut

Dieses Tonikum nach der Originalrezeptur Hildegards fördert die Entgiftung und Regeneration von Leber, Galle, Magen, Darm, Nieren und Augen. Nach Hildegard klärt Wermut den Kopf, fördert die Verdauung, hat eine antidepressive Wirkung und wirkt antidegenerativ bei Beschwerden wie Rheuma, Gicht und chronischen Schmerzen.

ZUTATEN

750 ml Wein (trocken, rot oder weiß)
100–150 g Honig
100 g Wermut, frisch*
ODER 50 g Wermutsaft, frisch

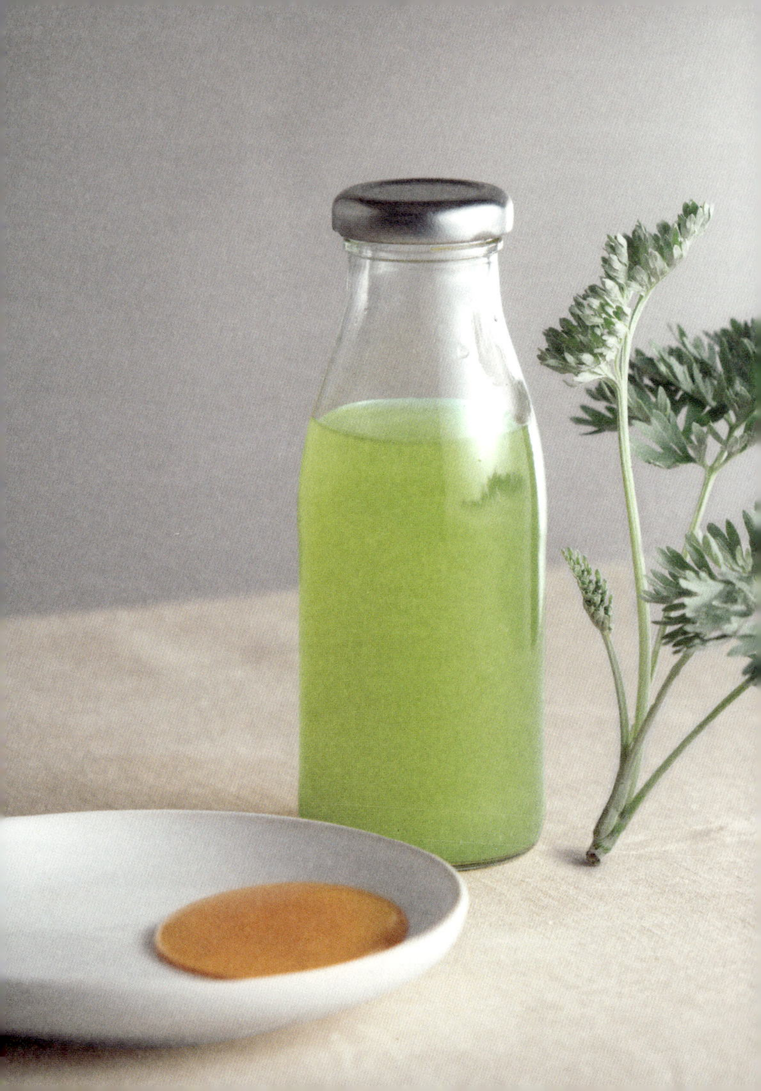

ZUBEREITUNG

Rotwein mit Honig zum Kochen bringen und 10 Minuten kochen und einreduzieren lassen. **Methode 1:** Wermut zum Wein geben, mit dem Pürierstab mixen und sofort filtrieren. Das Extrakt noch heiß in Flaschen füllen. **Methode 2:** Pflanzensaft zugeben und das Tonikum in Flaschen füllen.

Haltbarkeit: 1 Jahr; nach dem Öffnen der Flasche kühl stellen und bald aufbrauchen

ANWENDUNG

Das Bitterkraft-Tonikum wird von Mai bis Oktober jeden dritten Tag morgens eingenommen (Dosierung: 1–2 Likörgläser).

* Für diese Rezeptur wird junger und frischer Wermut von April bis Mai verwendet. Gesammelt werden nur die weichen und noch saftigen Triebspitzen.

Brennnessel
(Urtica dioica)

HILDEGARD ÜBER BRENNNESSELN

»Ein Mensch, der gegen seinen Willen vergesslich ist, nehme Brennnessel und drücke den Saft aus und füge etwas Olivenöl hinzu, und wenn er schlafen geht, salbe er damit seine Brust (Brustbein) und die Schläfen, und dies tue er oft, und die Vergesslichkeit in ihm wird gemindert werden.«

BRENNNESSEL IN DER HILDEGARD-MEDIZIN

Dermal angewendet, fördert die Brennnessel das Gedächtnis und erhöht die kognitive Leistungsfähigkeit.

DIE MEDIZINFORSCHUNG ÜBER BRENNNESSELN

Die Brennnessel ist eine Arzneipflanze der Phytotherapie. Durch das phytochemische Profil (Flavonoide, Gerbsäure, Polyphenole, Ameisensäure u. a.) wirkt Brennnessel antibakteriell, antioxidativ, harntreibend, antirheumatisch, entzündungshemmend und beugt Alzheimer vor.

Gedächtnisöl mit Brennnessel

Wie die Medizinforschung zeigt, kann Brennnessel die Leistungsfähigkeit des Gehirns erhöhen. Das Gedächtnisöl kann bei Konzentrationsproblemen sowie bei Störungen des Kurz- und Langzeitgedächtnisses angewendet werden. Auch bei Nervosität, Angstzuständen und Verspannungskopfschmerzen kann das Öl verwendet werden.

ZUTATEN

50 g junge Brennnesseltriebspitzen
150 ml Olivenöl
20 g Brennnesseltinktur (40 %)

ZUBEREITUNG

Methode 1: Brennnessel entsaften. Extrakt mit Olivenöl und Tinktur vermischen. **Methode 2:** Brennnessel mit Olivenöl und Tinktur im Blender mixen und durch ein Feinsieb filtrieren. Das Gedächtnisöl in eine Pipettenflasche oder Tropferflasche füllen.

Haltbarkeit: 6 Monate, kühl und dunkel lagern

ANWENDUNG

Das Gedächtnisöl vor dem Schlafengehen auf Stirn, Schläfen, Nacken und Brust einmassieren. Täglich auftragen, bis die Konzentration gestärkt ist.

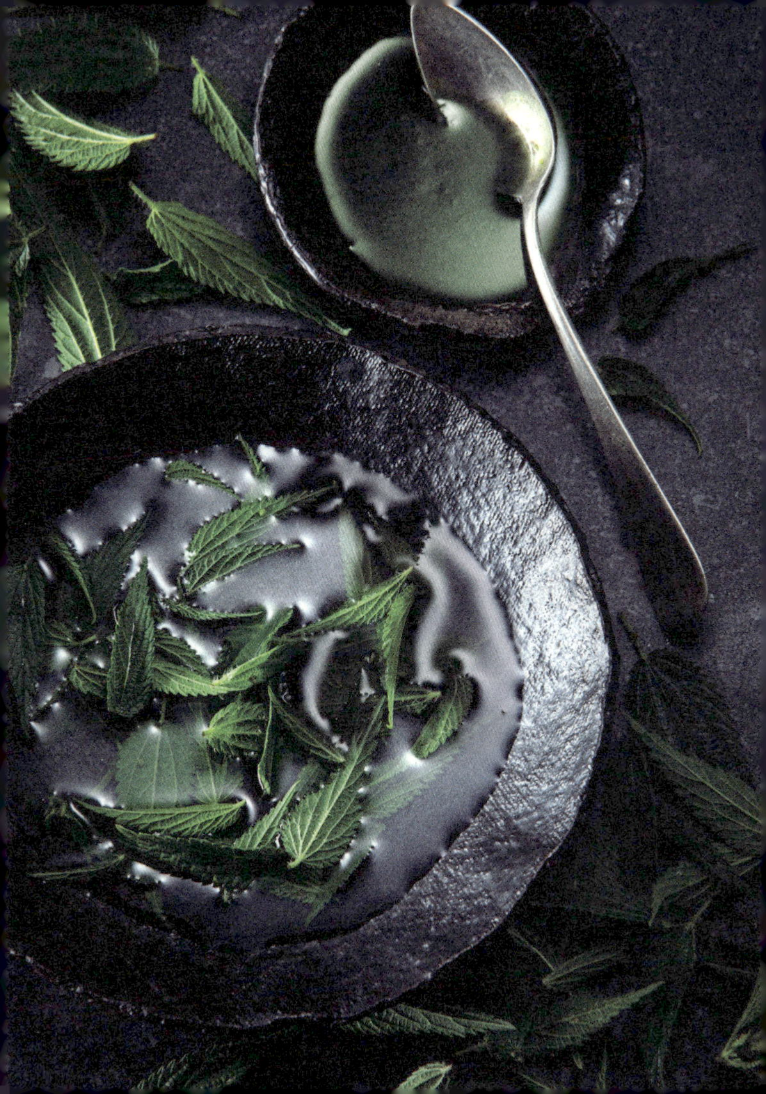

Fenchel
(Foeniculum vulgare)

HILDEGARD ÜBER FENCHEL

»Wie immer er gegessen wird, macht er den Menschen froh und bringt ihm sanfte Wärme und guten Schweiß und bringt ihm eine gute Verdauung. [...] Man nehme Süßholz und fünfmal mehr Fenchel und so viel Zucker wie Süßholz und ein bisschen Honig und mache daraus einen Läutertrank (Heiltrank) und trinke diesen nach dem Essen und nüchtern gegen die Herzbeschwerden.«

FENCHEL IN DER HILDEGARD-MEDIZIN

Fenchel gehört zu den Universalarzneien Hildegards. Sie setzt ihn in zahlreichen therapeutischen Anwendungen ein und beschreibt ihn als eine Arzneipflanze mit stimmungsaufhellenden, entgiftenden, wärmenden, verdauungsfördernden, krampflösenden, schlaffördernden, entschleimenden, schmerzlindernden und immunstärkenden Qualitäten.

DIE MEDIZINFORSCHUNG ÜBER FENCHEL

Die Medizinforschung bestätigt die Annahmen Hildegards. Extrakte aus Fenchel zeigen in Studien positive Effekte bei Bluthochdruck, Herzbeschwerden, Krämpfen, Entzündungen, Fieber, Stress, Angstzuständen und Verdauungsstörungen.

Herztonikum mit Fenchel

Dieses Tonikum empfiehlt Hildegard bei Herzbeschwerden. Die Herzgesundheit steht bei Hildegard in Zusammenhang mit der Lebensfreude (*Viriditas*). Die Arznei kann auch bei depressiver Stimmung, Burnout, Angstzuständen, Erschöpfung, Schlaflosigkeit und Trauer angewendet wenden.

ZUTATEN

750 ml Wein (rot oder weiß)
50 g Fenchelsamen, gemahlen
10 g Süßholz, gemahlen
10 g Vollrohrzucker
10 g Honig

ZUBEREITUNG

Wein zum Kochen bringen, 10 Minuten kochen und einreduzieren lassen. Fenchelsamen, Süßholz, Vollrohrzucker und Honig zum Wein geben. Nochmal 10 Minuten zugedeckt kochen lassen. Temperatur auf kleinste Stufe reduzieren und weitere 30 Minuten ziehen lassen. Wein filtrieren und in eine Flasche füllen.

Haltbarkeit: 1 Jahr, nach dem Öffnen kühl stellen und bald aufbrauchen

ANWENDUNG

Als Herztonikum täglich 1–2 Likörgläser einnehmen. Einnahmedauer: Bei Bedarf, als Kur 4 Wochen lang täglich 1–2 Likörgläser einnehmen.

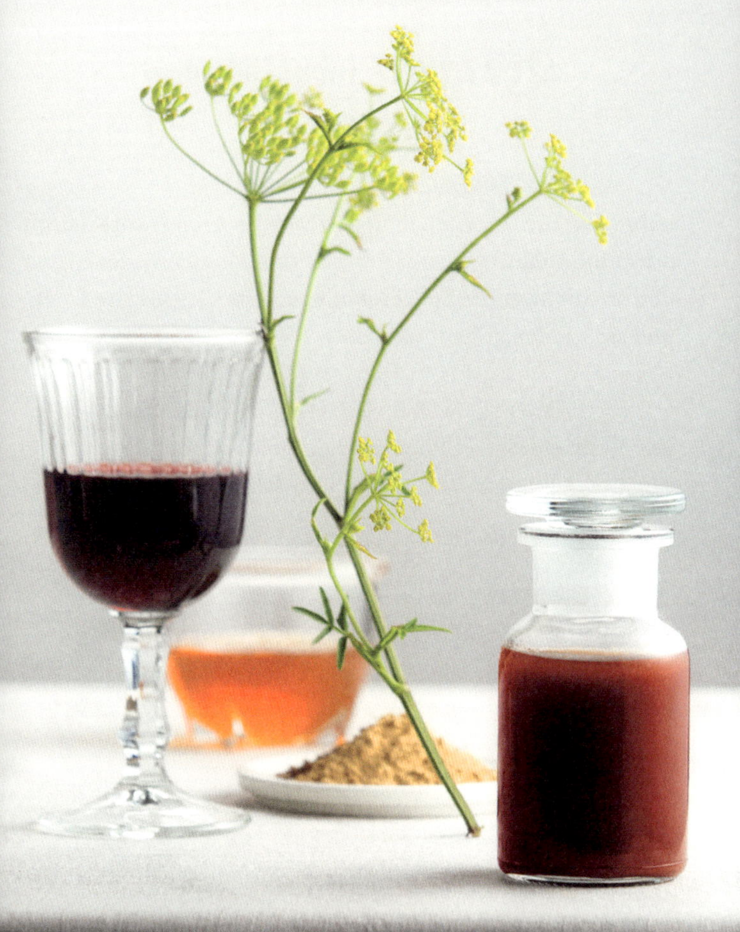

QUITTE (*Cydonia oblonga*)

HILDEGARD ÜBER QUITTEN

»Aber wo am Menschen irgendwelche Geschwüre [sind] oder eine Fäulnis ist, soll er diese Frucht kochen oder rösten und so mit anderen Spezereien über jene Geschwüre legen, und sie werden geheilt werden.«

QUITTE IN DER HILDEGARD-MEDIZIN

Die Quitte setzt Hildegard therapeutisch bei degenerativen Erkrankungen wie Gicht und Rheuma sowie bei Geschwüren ein.

DIE MEDIZINFORSCHUNG ÜBER QUITTEN

In Studien zeigen Extrakte aus Quitte entzündungshemmende, wundheilende, neuromodulierende, verdauungsfördernde und hautregenerative Effekte. Diese Wirkung beruht auf dem komplexen Spektrum an Pflanzenstoffen, darunter Flavonoide, ätherische Öle, Pektine, Gerbstoffe und Schleimstoffe.

Quittensalbe

Hildegard empfiehlt, die Quitte zu kochen oder zu braten und auf Geschwüre zu legen. Diese Methode lässt sich nicht einfach mit dem modernen Lebensstil vereinbaren. Auf Basis von Hildegards Anleitung habe ich 2013 eine intensive Quittensalbe entwickelt, die über eine maximale Wirkstoffkonzentration verfügt, sich leicht auftragen lässt und lange haltbar ist. Die Quittensalbe beruhigt und regeneriert die Haut und kann bei Rötungen, Abschürfungen, Ekzemen, kleinen Wunden, Akne, Furunkeln, Windeldermatitis, Sonnenbrand und Hauttrockenheit angewendet werden.

ZUTATEN

200 g Quitten
300 ml Olivenöl*
30 g Bienenwachs
10 g Quellwasser

ZUBEREITUNG

Quitten waschen und in kleine Stücke schneiden (1–2 cm, inklusive Schale, Kerne und Kerngehäuse). Alle Zutaten in ein hitzebeständiges Gefäß füllen und zum Kochen bringen. 5 Minuten kochen lassen, Temperatur auf kleinste Stufe reduzieren und weitere 30 Minuten ziehen lassen. Salbe noch heiß filtrieren und in Gläschen abfüllen.

Haltbarkeit: 1 Jahr

ANWENDUNG

Für die Anwendung einen Spatel verwenden. Die Salbe mehrmals täglich auf die betroffenen Stellen auftragen.

* Um den Duft der Quitte nicht zu überdecken, sind entweder ein Öl aus grünen Oliven oder andere duftneutrale Öle empfehlenswert.

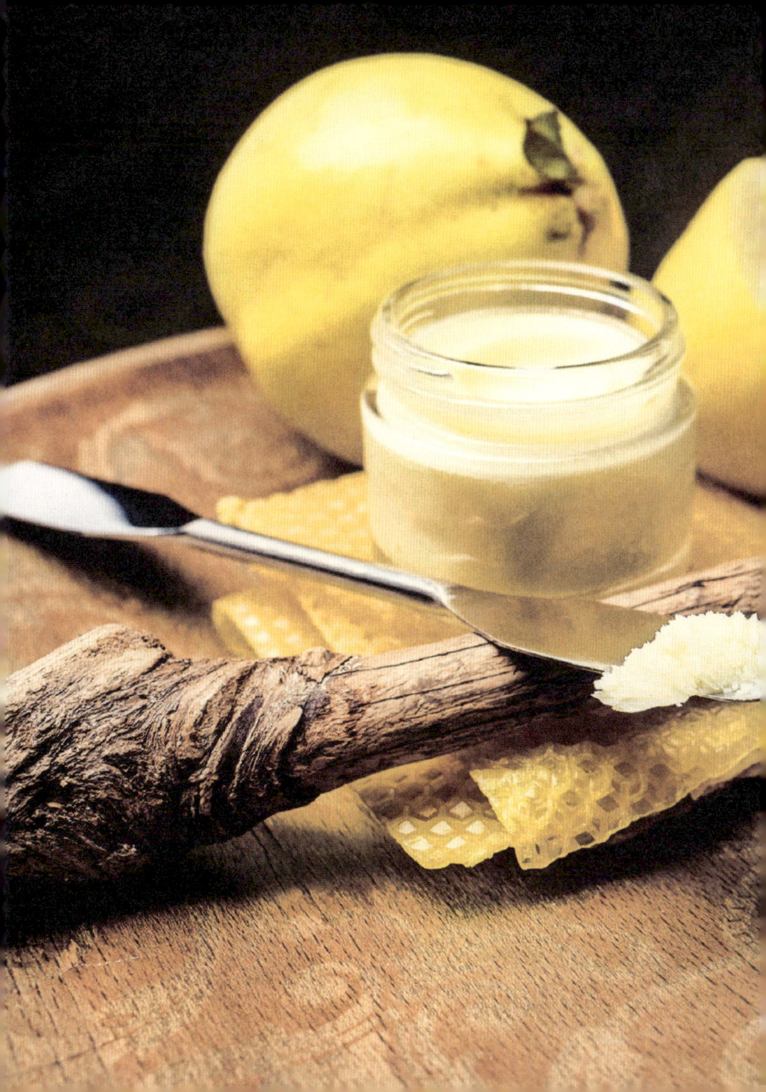

Dinkel
(Triticum aestivum subsp. spelta)

HILDEGARD ÜBER DINKEL

»Dinkel ist das beste Getreide und er ist warm, fett, reichhaltig und wohlschmeckender als andere Getreidesorten; er verleiht dem, der ihn isst, rechtes Fleisch und rechtes Blut sowie einen frohen Sinn und Freude im Gemüt des Menschen. Womit immer er gegessen wird, sei es im Brot oder in anderen Speisen, er ist gut und wohlschmeckend.«

DINKEL IN DER HILDEGARD-MEDIZIN

Dinkel ist in der Hildegard-Medizin ein kraftgebendes Universalheilmittel. Er gibt Energie, erwärmt den Magen, fördert die Verdauung und unterstützt die Regeneration des Organismus.

DIE MEDIZINFORSCHUNG ÜBER DINKEL

Dinkel enthält eine hohe Konzentration an Antioxidantien (Phenole) und Mineralstoffen (Magnesium, Zink, Eisen) sowie weitere essenzielle Mikronährstoffe. Aktuelle Studien belegen, dass Dinkel eine gesundheitsfördernde Wirkung für den menschlichen Organismus hat.

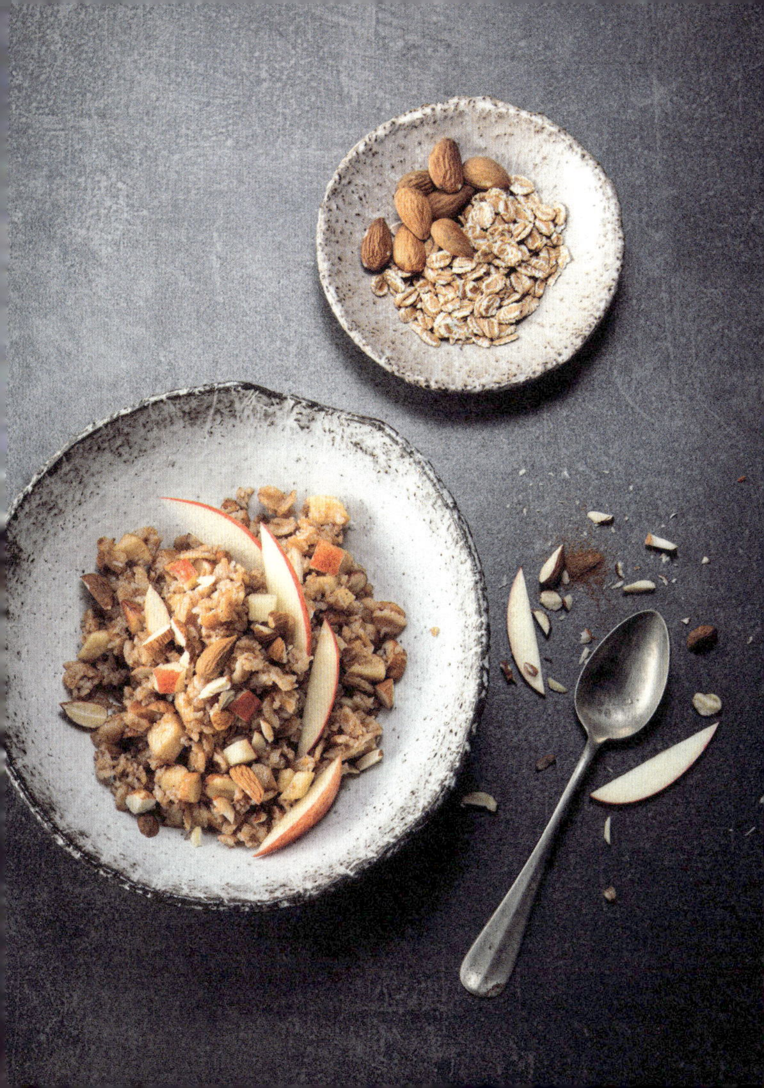

Dinkelmus

Dieses Rezept hat eine tonisierende und erwärmende Wirkung, liefert zahlreiche antioxidative Mikronährstoffe und ist eine Kraftnahrung für Kinder und Erwachsene.

ZUTATEN (FÜR 4 PORTIONEN)

50 g Butter
100 g Dinkelflocken
200 g Quellwasser
100 g Äpfel, klein geschnitten
50 g Mandeln
50 g Honig
1 TL Zimt

ZUBEREITUNG

Butter in einem Topf auslassen und die Dinkelflocken kurz darin schwenken. Mit Wasser übergießen und zugedeckt zum Kochen bringen. 10 Minuten kochen lassen, immer wieder umrühren. Äpfel, Mandeln, Honig und Zimt zugeben, umrühren und weitere 15 Minuten ziehen lassen. Warm genießen.

Die Naturapotheke der Hildegard von Bingen

Die Informationen in diesem Buch sind profund recherchiert und wissenschaftlich überprüft. Das Buch gibt die Perspektive Hildegards von Bingen und ihre phytotherapeutischen Anwendungen wieder, ist aber kein Ersatz für medizinische und psychotherapeutische Behandlungen. Bei bestehenden Erkrankungen sollten die Präparate aus dem Buch nur nach ärztlicher Rücksprache angewendet werden. Ebenso sind Dosierungen und Einnahmedauer individuell abzustimmen.

Recherche & Literatur

ORIGINALWERKE VON HILDEGARD VON BINGEN

- Causae et curae. Beuroner Kunstverlag, 2011.
- Das Buch von den Bäumen. Otto Müller Verlag, Salzburg, 2001.
- Heilsame Schöpfung. Die natürliche Wirkkraft der Dinge. Physica. Beuroner Kunstverlag, 2012.
- Liber vitae meritorum. Der Mensch in der Verantwortung. Otto Müller Verlag, Salzburg, 1972.
- Physica. Heilkraft der Natur. Christiana Verlag, 2009.
- Prophetisches Vermächtnis: Testamentum Propheticum. Beuroner Kunstverlag, 2016.
- Scivias. Wisse die Wege. Otto Müller Verlag, Salzburg, 1986.

WERKE ÜBER HILDEGARD VON BINGEN

- Acevedo Butcher, Carmen: Hildegard of Bingen. Doctor of the Church. A Spiritual Reader. Paraclete Press, 2013.
- Berger, Margaret: Hildegard of Bingen. On Natural Philosophy and Medicine. Library of Medieval Women, 1999.
- Nedoma, Gabriela: Lehrunterlagen Seminarzyklus »Hildegard von Bingen im Jahreskreis«. 2010-2016.
- Nedoma, Gabriela: Lehrunterlagen Diplomlehrgang »Heilkräuterpraktiker:in nach Hildegard von Bingen«.
- Nedoma, Gabriela: Vergessene Heiltinkturen. Servus, 2017.
- Nedoma, Gabriela: Das große Buch vom Oxymel. Medizin aus Honig und Essig. Aesculus, 2019.
- Nedoma, Gabriela: Traditionelle Hautmedizin. Servus, 2019.

Über die Autorin

Gabriela Nedoma ist Buchautorin, Expertin für Pflanzenheilkunde und Hildegard-Medizin. Sie konzipiert seit 2012 Lehrgänge, Vorträge und Seminare über Hildegard von Bingen und hat eine große Expertise in der Herstellung von Arzneien der Klostermedizin. Gabriela Nedoma kooperiert mit zahlreichen Bildungsinstitutionen im In- und Ausland zu Themen wie Phytotherapie, Gemmotherapie, Apitherapie, Baummedizin und Grüne Kosmetik. Darüber hinaus entwickelte sie zahlreiche Online-Ausbildungskonzepte mit Fokus Pflanzenheilkunde, die sie in den letzten Jahren online unterrichtete. Gabriela Nedoma ist Autorin zahlreicher Bücher, darunter *Vergessene Heiltinkturen* (Servus, 2017), *Traditionelle Hautmedizin* (Servus, 2019), *Oxymel: Medizin aus Honig und Essig* (Aesculus, 2019), *Heilsalben aus Wald und Wiese* (Servus, 2014) und *Heiltinkturen aus Wald und Wiese* (Servus, 2017).

Weitere Informationen unter www.gabriela-nedoma.at

Ausbildungen & Seminare zu Hildegard von Bingen

Diplomlehrgang »Heilkräuterpraktiker:in nach Hildegard von Bingen« www.gabriela-nedoma.at

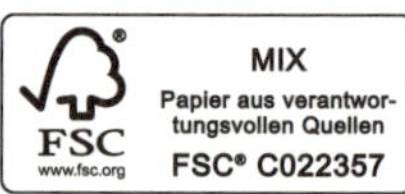

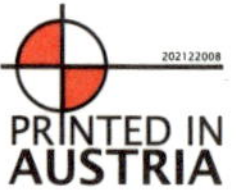

Sämtliche Angaben in diesem Werk erfolgen trotz sorgfältiger Bearbeitung ohne Gewähr. Eine Haftung der Autoren bzw. Herausgeber und des Verlages ist ausgeschlossen.

1. Auflage © 2022 Servus bei Benevento Publishing, eine Marke der Red Bull Media House GmbH, Wals bei Salzburg Alle Rechte vorbehalten, insbesondere das des öffentlichen Vortrags, der Übertragung durch Rundfunk und Fernsehen sowie der Übersetzung, auch einzelner Teile. Kein Teil des Werkes darf in irgendeiner Form (durch Fotografie, Mikrofilm oder andere Verfahren) ohne schriftliche Genehmigung des Verlages reproduziert oder unter Verwendung elektronischer Systeme verarbeitet, vervielfältigt oder verbreitet werden. Satz aus der Hoefler Text und The Sans. Medieninhaber, Verleger und Herausgeber: Red Bull Media House GmbH · Oberst-Lepperdinger-Straße 11–15 5071 Wals bei Salzburg, Österreich · Gestaltung und Satz: Benevento Publishing / Benedikt Lechner · Bilder: Cover: Andreas Posselt; Innenteil: Michael Rathmayer, außer S. 8: Bridgeman Art Library/picturedesk.com; S. 12: ÖNB-Bildarchiv/picturedesk.com; S. 21: Heritage Image Partnership Ltd/Alamy Stock Photo; S. 57: Jürgen Skarwan. Lektorat: Elisabeth Skardarasy

Printed by Samson Druck GmbH in Austria
ISBN 978-3-7104-0334-7

Danke an Christine Mittermayr (www.textpoterie.at) und Sybille Lehner (www.elsi-tischkultur) für die Zurverfügungstellung der Keramik.